AF395277

NOUVEAU SYSTÈME

DE

CONTENTION DES HERNIES

ET EN PARTICULIER

DE LA HERNIE OMBILICALE

PAR

LE Dr ACCARIE FILS

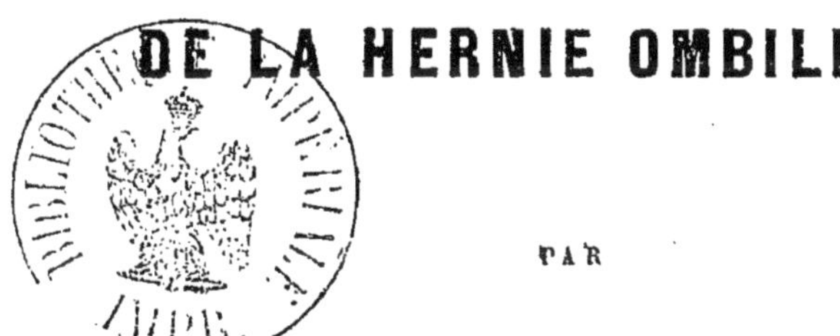

PARIS

A. PARENT, IMPRIMEUR DE LA FACULTÉ DE MÉDECINE

31, rue Monsieur-le-Prince, 31

1864

AVANT-PROPOS

Placé pendant plusieurs années dans divers services de chirurgie, et ayant eu ainsi l'occasion de voir un grand nombre de malades, je fus frappé de trouver autant de gens affectés de hernies, et je cherchai dès lors un système de brayer qui fût plus simple, moins gênant et plus avantageux que ceux employés jusqu'à ce jour.

La mobilité, en effet, des parois abdominales, le défaut d'un point d'appui fixe qu'on cherche souvent en vain sur le bassin, concourent à rendre fort difficile la contention des hernies; de plus, les sujets supportent avec peine ces bandages ordinaires qui doivent comprimer les téguments au delà du nécessaire, précisément à cause de cette mobilité, et par suite déterminer à la région lombaire, en particulier, des douleurs insupportables.

Je m'étais souvent demandé s'il ne serait pas possible, dans bien des cas, de remplacer ces lourds appareils qu'on ne peut qu'avec beaucoup de peine dissimuler, par un appareil qui, faisant l'office d'un bouchon, fermerait hermétiquement l'anneau herniaire.

L'idée me vint donc de guérir la hernie par une autre : il fallait, tout en enfonçant la peau dans l'ouverture herniaire, trouver le moyen d'introduire sous l'anneau un corps beaucoup plus large que celui-ci, et qui viendrait par sa présence fermer cet orifice, qui offre une issue anormale aux organes.

Le moyen que j'ai employé n'a réussi que lorsque j'ai pu opérer sur des hernies ombilicales ; dans les éventrations (sujet que nous examinerons plus tard), cet appareil offrira de grands avantages ; mais, à mon regret, son emploi ne sera pas facile dans les cas de hernies inguinales ; la longueur du canal inguinal, la sensibilité des parties, sont des obstacles sérieux, et la réussite ne doit être espérée que lorsque la hernie est ancienne ; car, dans ce cas, le canal peut être transformé en un anneau, et le sujet supportera la pression qui est nécessaire à l'application de l'appareil. Je laisse sous silence les hernies crurales, n'ayant encore pu dans ce cas réussir à fixer l'appareil.

La région ombilicale sera donc pour nous le lieu où nous pourrons appliquer notre brayer le plus communément. Aussi vais-je décrire succintement la hernie ombilicale, étudier son traitement ; je terminerai par la description de mon petit appareil, en en donnant les indications pratiques.

NOUVEAU SYSTÈME

DE

CONTENTION DES HERNIES

ET EN PARTICULIER

DE LA HERNIE OMBILICALE

ANATOMIE

Sous le nom de région ombilicale, on comprend cette partie de l'abdomen qui est limitée, en haut par une ligne horizontale supposée tirée au niveau de la base de la poitrine ; en bas, par une nouvelle ligne qui se porte de l'une à l'autre crête iliaque ; enfin, sur les côtés. par deux lignes verticales qui, partant l'une et l'autre de l'épine iliaque antérieure et supérieure, vont couper à angles droits les deux lignes horizontales ; mais cette limitation est entièrement fictive et nullement basée sur une étude anatomique ou chirurgicale. Je préfère simplement étudier cette partie de la région abdominale antérieure qui sera comprise entre les muscles grands droits de l'abdomen. Je trouve ici une analogie de structure, et ce sera dans cette partie de l'abdomen que siégeront les hernies qui font l'objet de cette étude.

Vue de profil, cette surface décrit une courbe concave à la partie supérieure, convexe inférieurement ; au milieu est l'ombilic. La partie située au-dessus de cette cicatrice offre une largeur qui varie peu, 2 ou 3 centimètres environ ; mais, au-dessous de l'ombilic, ce n'est quelquefois qu'un raphée aponévrotique chez les gens bien musclés, tandis que chez certaines personnes, les femmes principalement qui ont eu un grand nombre d'enfants, les tissus distendus ne se sont point rétractés et offrent une surface très-large.

La peau peut être parfaitement séparée des couches sous-jacentes, sauf au niveau de l'ombilic, où il y a une adhérence des plus intimes.

Nous trouvons sous la peau un amas de cellules adipeuses qui présentent parfois un volume énorme à la partie inférieure de l'abdomen ; mais vers l'ombilic, ces cellules diminuent en nombre pour y disparaître presque complétement. Ces cellules sont formées de fibres, et disposées en deux couches qui viennent se perdre dans la ligne blanche.

Comme troisième plan, nous avons une aponévrose résistante qui a été formée par la réunion intime de quatre feuillets aponévrotiques : l'aponévrose du grand oblique, les deux feuillets du petit oblique et l'aponévrose du muscle transverse.

Cette aponévrose est blanche, nacrée, resplendissante, et va, selon l'exemple, de la couche adipeuse, marier ses fibres avec les fibres de l'aponévrose opposée, en choisissant pour lit la ligne blanche abdominale, qui n'est en résumé que la réunion de ces diverses parties.

Ce sont des fibres fasciculées qui forment cet entre-croisement, ce qui explique la présence de ces ouvertures plus ou moins losangiques, et à travers lesquelles passent des artères des nerfs et du tissu adipeux.

La plus remarquable de ces ouvertures est l'anneau ombilical, que nous allons étudier. Mais, disons avant, qu'au-dessous de l'aponévrose dont nous venons de parler on trouve une nouvelle couche de tissu cellulaire très-lâche (couche sous-péritonéale) qui est la continuation de ce tissu, qui sépare la vessie du pubis.

Vient enfin le péritoine.

On entend par anneau ombilical une ouverture dite circulaire, qui occupe le milieu de la ligne blanche, et qui laisse passer pendant la vie intra-utérine les vaisseaux fœtaux. Cet anneau est formé par deux sortes de fibres; les plus superficielles sont contractiles et proviennent de l'aponévrose abdominale.

Cette ouverture externe a la forme d'un losange, tandis que l'ouverture interne, qui est plus élevée que la première, a une forme elliptique à grand diamètre transversal. Ce sont des fibres non contractiles et indépendantes des premières qui la constituent ; aussi l'anneau interne est-il rigide, et la contraction des muscles de l'abdomen ne saurait en changer la forme pour produire dans certains cas un étranglement, ainsi que le croyait Thompson.

- M. Richet a trouvé dans les hernies ombilicales une grande ressemblance avec celles qui se produisent dans le canal inguinal, et comme dans ces dernières il y trouve un canal qu'il a décrit avec beaucoup de soin, et auquel il a fait jouer un rôle, je crois, trop important dans la production des hernies. Ce canal est oblique de haut en bas et d'arrière en avant: dans son intérieur se trouve du tissu adipeux et la partie inférieure de la veine ombilicale. Ce sont des fibres aponévrotiques transversales qui forment sa paroi postérieure, et qui, s'unissant à la partie antérieure de la séreuse pariétale, viennent protéger l'entrée de la veine ombilicale dans l'anneau inférieur; ce canal vient se terminer dans l'anneau et à la partie supérieure de celui-ci.

Mais, en résumé, ce canal, quand il existe (car souvent il a été nié) ne prouve pas suffisamment que les intestins soient obligés de passer dans son intérieur pour aller se hernier; ils choisissent plutôt un chemin plus direct.

Quoi qu'il en soit, c'est à la partie supérieure de l'anneau où nous trouvons la plus faible résistance, et c'est aussi dans ce point que les hernies se produisent. Cette résistance est parfois si légère que A. Cooper a dit : « Si l'ouverture ombilicale était située à la partie inférieure de l'abdomen, personne ne pourrait éviter la hernie ombilicale. » Quant à la partie inférieure de l'anneau, elle est obstruée par un tissu cellulaire très-dense qui réunit la veine, les artères et l'ouraque.

Le mode de formation de la hernie ombilicale diffère notablement selon qu'elle est congénitale ou survenue après la naissance. Pendant le premier mois de la vie intra-utérine, la paroi antérieure de l'abdomen peut offrir un arrêt plus ou moins grand de développement, et les viscères rester en dehors de cette cavité : aussi ne pourra t-on dire, dans ce cas, que la hernie est due à un déplacement des viscères, mais bien à un arrêt dans leur progression, et qu'ils n'ont pas su venir occuper la place qui leur avait réservée par la nature.

Dès la naissance, les fibres contractiles de l'anneau resserrent vivement les vaisseaux et finissent par les obstruer, tout en diminuant considérablement la grandeur de l'anneau ombilical.

Les hernies ombilicales ont été classées, ainsi que le dit Sanson, en hernies congénitales, hernies de l'enfance et hernies de l'adulte.

Passons rapidement sur la première espèce de hernie, qui n'a qu'un rapport indirect avec le sujet qui nous occupe, vu que le procédé que nous voulons proposer s'applique principalement aux hernies de l'adulte et à celles de l'enfance.

L'omphalocèle congénitale a la forme d'un cône qui, présentant souvent trois lobes latéraux, peut laisser percevoir, à travers ses parois lisses, les organes qu'il contient. Les efforts de l'enfant, de quelque anture qu'ils soient, augmentent le volume de cette tumeur.

En général, le diagnostic de cette hernie est facile ; cependant on cite un assez grand nombre de cas dans lesquels il a été pratiqué des ligatures sur le cordon, qui cachait dans son intérieur une plus ou moins grande portion d'intestin. Opérations malheureuses qui ont occasionné des fistules, des anus contre nature, des péritonites et la mort.

La gravité de cet exomphale dépend du volume de la tumeur : si celle-ci est peu considérable, on réduit la partie herniée et on fait la ligature du cordon ; mais, si les organes ne peuvent rentrer dans l'abdomen au moyen d'une compression bien graduée, les suites sont funestes, quoiqu'il soit cité des exemples de guérison dus au travail de cicatrisation survenu après la chute du cordon.

Chez les enfants, la forme de cette tumeur n'est plus conique et rarement trilobée, à moins que par hasard la hernie se soit fait jour, comme dans l'omphalocèle congénitale au milieu des vaisseaux. La cicatrice ombilicale présente une tache blanche qui pourra se trouver placée au centre ou sur le pourtour de la tumeur, de sorte que nous aurons, selon les cas, une hernie dite centrale ou latérale.

Les causes principales de la production de cet exomphale sont : les cris, les vomissements, les bandages mal appliqués, la position horizontale sur le ventre. J.-L. Petit dit avoir perçu des battements des artères ombilicales chez des enfants âgés de plus d'un mois. Il est évident que ces retards dans l'organisation sont encore une cause prédisposante à la formation de ces hernies.

On reconnaît facilement l'exomphale chez l'enfant; cependant Astley Cooper dit : « Quelquefois chez l'enfant on voit s'échapper à l'ombilic une petite tumeur qui en a quelquefois imposé à des chirurgiens, en leur faisant croire à l'existence d'une hernie ombilicale. Cette tumeur a pour caractères d'être flottante, d'offrir une couleur rouge et vermeille, et de tenir par un petit pédicule. »

Le pronostic sera dans ce cas beaucoup moins grave que dans celui de l'exomphale. Toutefois il faut dire qu'on observe très-souvent des cas de guérison complète chez des enfants qui n'ont jamais été soignés pour leur hernie ombilicale ; quelques-uns, ayant été obligés de garder le lit pour une autre maladie, ont été trouvés guéris de leur hernie après ce décubitus prolongé. Aussi hâtons-nous de dire que la médecine opératoire doit être prohibée dans la hernie ombilicale de l'enfant. Une compression bien faite est souvent suffisante, mais il faut, bien entendu, faire disparaître autant que possible les causes qui ont pu favoriser le développement de la hernie.

Les différents modes de traitements de cette hernie comprennent la compression et la destruction du sac.

On réduit la hernie au moyen du taxis, opération ordinairement facile, et dont nous parlerons à propos de l'exomphale de l'adulte. Quant à la contention, on a proposé une foule de moyens qui réussissent tous plus ou moins bien.

Chez l'enfant, en effet, nous avons une nouvelle cause de difficulté qui tient à la forme particulière de son ventre ; celui-ci étant beaucoup plus large que son bassin, ce dernier ne pourra, comme chez l'adulte, venir protéger l'application du bandage.

Primitivement on s'est servi d'une simple bande, de quelques compresses, puis on a employé des pelotes ; on a même placé sur l'ouverture herniaire divers corps étrangers qui venaient faire saillie dans l'intérieur de l'anneau ; c'étaient des petites boulettes de papier mâché, de charpie, de coton, qu'on imbibait de substances astringentes (alun, noix de Galles, etc.). Les Siciliens recouvrent une petite boulette de coton, de la gomme qui s'écoule du pistachier, et ils enfoncent cette boulette dans l'anneau herniaire ; la gomme se dessèche et contracte des adhérences avec la peau pendant un temps assez long, puisque, disent-ils, la hernie est guérie lors de la chute de la boulette de coton.

. Quant aux pelotes, elles ont beau être parfaitement appliquées, elles se dérangent toujours, et la hernie reparaît. Richter appliquait sur l'ouverture de l'anneau la moitié d'une noix muscade qu'on maintenait au moyen d'un emplâtre aglutinatif. A. Cooper se servait d'une demi-bille dont la convexité s'enfonçait dans l'anneau. Enfin M. Malgaigne a employé une plaque d'ivoire qui offrait à son centre une petite tige arrondie, et qui entrait dans l'anneau, où elle refoulait la peau. Mais ce n'était point encore suffisant, la tige sortait de l'anneau sous les efforts que faisait l'enfant.

Pour la cure radicale, on a aussi proposé un grand nombre de procédés qui tous ont eu leur vogue pendant un temps plus ou moins long. Très-anciennement on faisait une ligature autour de la poche herniaire : Desault remit au jour ce mode opératoire.

Martin le jeune faisait une ligature multiple. On a fait aussi la ligature avec torsion, procédé préconisé par Thierry ; et il cite plusieurs cas de succès, entre autres celui d'une jeune fille de 14 ans qu'il opéra, et la cure fut radicale.

Mais tous ces moyens sont très-dangereux, et il est en résumé bien plus sage de favoriser la contractilité des tissus et la rétraction due au tissu cicatriciel, en faisant tous ses efforts pour maintenir la hernie réduite aussi complétement que possible.

Chez l'adulte, la hernie ombilicale est une affection grave et qui ne guérit point comme chez l'enfant. Mais heureusement elle est beaucoup moins fréquente qu'on l'a dit, et en particulier A. Cooper, qui s'exprime ainsi :

« Si j'avais fondé sur le degré de fréquence des diverses espèces de hernies l'ordre à suivre dans leur description, je n'aurais point hésité à placer la hernie ombilicale immédiatement après la hernie inguinale. » C'est peu exact : des statistiques faites par MM. Jules Cloquet, Malgaigne, prouvent que la hernie crurale est bien plus fréquente que la hernie ombilicale, et j'ai pu observer moi-même, en suivant les consultations du Bureau central, la vérité du fait.

A son début, la hernie a l'aspect d'une petite tumeur hémisphérique qui, s'allongeant insensiblement, peut offrir à la longue un volume énorme. Souvent on peut reconnaître par le palper quels sont les organes qui forment cette hernie. Si c'est l'épiploon qui remplit la tumeur, la surface de celle-ci est bien plus irrégulière, et il y a peu de douleur au toucher ; si c'est au contraire l'intestin, la surface est unie, et on peut percevoir les gaz et les matières qui sont contenus dans l'intestin.

L'influence du sexe sur la prédisposition à la hernie ombilicale est fort grande. Nous trouvons en effet, chez la femme, un bassin très-ample ; pendant la gestation, des parois abdominales énormément distindues qui relâchent les tissus. Ajoutons encore cette traction particulière qui se produit pendant la grossesse à la partie inférieure de l'anneau, au moyen des artères ombilicales et de l'ouraque. Enfin toutes les causes qui produisent un développement anormal des parois abdominales ont pour effet de prédisposer les sujets à la hernie ombilicale.

Si nous examinons le sac herniaire, nous trouvons de grandes modifications selon les cas ; sa présence même souvent a été niée, et A. Cooper cite des cas où il a été résorbé ; mais ceci est très-rare, et M. Richet explique son absence par un défaut de dissection. Voici d'après lui ce qui se passe : le péritoine contracte des adhérences avec la partie supérieure du canal ombilical, de sorte que cette séreuse étant obligée de se distendre autour des organes herniés, pourra acquérir une minceur extrême. Mais nous avons vu qu'elle était l'importance de ce canal ombilical.

Réduction de la hernie. — Il faut placer les muscles dans un état complet de relâchement ; le sujet est à cet effet couché sur le dos, les épaules et le bassin seront élevés, la tête penchée sur la poitrine, et les cuisses fléchies sur le bassin. Il est bon aussi de dire au sujet d'ouvrir la bouche, afin qu'il ne fasse pas d'effort. Pour le taxis, on presse la tumeur d'avant en arrière, et ordinairement de bas en haut, puisque nous avons vu l'orifice interne plus élevé que l'externe.

Le mode de contention de la hernie ombilicale devra être modifié selon l'état de maigreur ou d'embonpoint du sujet. Si celui-ci est maigre, la tumeur fera toujours une saillie au dehors, et une pression légère pourra la maintenir réduite. Mais, si le sujet est très-gras, la hernie peut ne pas faire saillie au dehors, et la contention sera bien plus difficile. D'un autre côté, nous trouverons chez celui-ci une peau très-fine, qui ne pourra supporter une pression suffisante pour la contention de la hernie, sans devenir le siége d'une inflammation.

Si la hernie était irréductible, il faudrait se servir d'une pelote concave qui pût embrasser la surface herniaire.

En dehors de l'anneau ombilical, mais toujours sur

la ligne blanche, on peut trouver des éraillements qui.
sont le point de départ de hernies. Si cet éraillement
des faisceaux fibreux de la ligne blanche est très-con-
sidérable, il prend le nom d'*éventration*, et la conten=
tion des organes herniés peut être dans ce cas très-
difficile à pratiquer. On trouvera alors de grands avantages à venir prendre un point d'appui sur l'ouverture
même de l'éventration, ce qui s'obtient facilement avec
notre brayer.

Après avoir rapidement passé en revue la hernie
ombilicale et ses différents modes de contention, je
me permets de donner la description d'un appareil
qui m'a présenté dans certains cas de grands avantages sur ceux employés jusqu'à ce jour. Je dirai
quelles ont été les considérations qui m'ont conduit
à ce nouveau système de brayer et les diverses modifications que j'y ai faites.

J'avais été longtemps préoccupé de l'insuffisance
des bandages herniaires, et surtout de la grossièreté
de ces appareils (je parle de leur volume). Comme
inconvénient de premier ordre, j'y vois des pressions
mal distribuées ; j'aurais voulu (qu'on me permette
l'expression) trouver une pelote intelligente qui serait
venue s'appuyer sur l'orifice herniaire, et avec d'autant plus de force que la hernie eût mis plus d'a-
charnement à passer, mais la chose n'était pas facile.

Le bandage français prend admirablement la forme
du corps, il est très-beau si on l'examine superficiel-

lement ; mais, à la région lombaire et sur les flancs,
il détermine des pressions souvent insupportables,
toujours inutiles et nuisibles. Les ceintures et les cor-
sets ont les mêmes inconvénients. Quant au bandage
anglais, s'il n'est pas aussi gracieusement contourné
que le bandage français, il a sur lui l'avantage de ne
pas produire de pression latérale. Il en est de même,
sous ce point de vue, du bandage rigide de M. le
Dr Dupré, lequel présente en outre d'autres qualités
que nous n'avons pas à discuter ici.

Mais dans tous ces systèmes nous voyons le sujet
bardé de fer ; n'est-ce point là une chose fâcheuse ? Et
si dans certains cas on peut s'en dispenser en con-
servant seulement une simple pelote, ou même, dans
d'autres cas moins heureux, remplacer la ceinture de
fer par une ceinture élastique, le malade trouvera
assurément de grands avantages dans ce perfection-
nement.

C'est en effet ce qui m'est arrivé avec le système
de contention que je propose. L'appareil primitif que
j'avais construit se composait de deux crochets qui,
s'emboîtant l'un dans l'autre d'une façon plus ou
moins complète, pouvaient être introduits sous l'anneau. Par un mouvement de rotation de l'un de ces
crochets autour de l'autre comme axe, on oblitérait
l'ouverture interne de la hernie ; de sorte que, vis-
sant sur la tige externe des deux crochets un disque
aplati, l'anneau se trouvait ainsi maintenu entre cette
espèce de mors circulaire.

Je ne rejette pas cet appareil ; il offrira même pour

les hernies inguinales de plus grands avantages que
celui que j'emploie pour les hernies ombilicales, attendu que son introduction sera plus facile.

Voici la description exacte de l'appareil ombilical
dont M. Dupré a bien voulu me faire l'honneur de
parler à son cours, fait à l'École pratique.

Je le remercie de l'excellent conseil qu'il m'a donné
(c'était de faire le disque externe aussi large que le
disque interne). J'ai non-seulement suivi son conseil,
mais j'ai reconnu qu'il y avait avantage à faire cette
plaque externe ou abdominale un quart plus large
que la plaque interne. Par cette modification, la hernie est mieux maintenue et on peut exercer une pression plus considérable. L'appareil en question se
compose de cinq pièces métalliques, à savoir :

Deux crochets, deux tiges ou branches, une virole.

1° *Crochets* (fig. 1re, A, A). — Vus dans leur ensem-

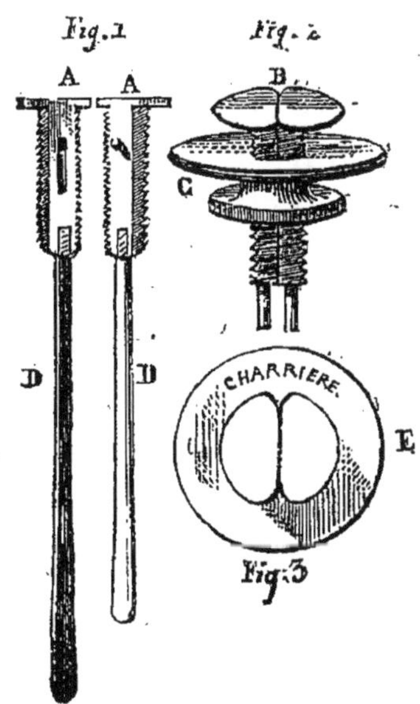

ble, ils représentent une vis à large tête, et c'est celle-ci qui sera placée sous l'anneau. Supposons cette vis coupée en deux parties symétriques, nous avons les crochets, dont voici la description. Ils peuvent être considérés comme formés chacun de deux parties, l'une a la forme de la moitié d'un cylindre, et la surface arrondie offre un pas de vis sur lequel vient se visser la virole lorsqu'on les a préalablement juxtaposés par leur surface de contact, qui est plane.

La seconde moitié du crochet est identique chez tous les deux; c'est un demi-disque qui fait un angle droit avec la première partie.

Pour assurer le contact des deux crochets et faciliter l'introduction de la lvirole, il a été pratiqué sur la surface de contact de l'un des crochets (crochet femelle), une petite gouttière très-peu prononcée en haut, et qui, augmentant insensiblement en profondeur, se termine brusquement en bas en godet. C'est dans cette gouttière que viendra glisser une petite tige cylindroïde qui est située à la partie inférieure de la surface plane de l'autre crochet (crochet mâle).

2° *Branches* (fig. 1re, D, D).—Ce sont deux tiges en fer, ou mieux en acier, afin d'offrir une plus grand résistance; elles peuvent être vissées à volonté dans la partie supérieure de la branche verticale du crochet; leur longueur est inégale, et on les a aplaties à leur partie supérieure, afin qu'on les puisse saisir plus facilement.

3° *Virole*, composée de deux parties (fig. 2, C). — La supérieure sert à la préhension et offre à cet effet des crénelures sur son pourtour.

La partie inférieure, plus large que la précédente, représente un disque à bords arrondis qui viendra s'appliquer sur les téguments extérieurs.

Nous avons représenté dans la figure 3 les deux disques vus de dessous.

Pour faire l'application de l'appareil, voici le procédé à suivre : les branches ayant été préalablement vissées dans les crochets, on réduit la hernie et la peau est maintenue refoulée dans l'anneau avec le doigt. Le demi-disque du crochet femelle est placé perpendiculairement à la surface de l'anneau, et tout en pressant modérément sur celui-ci, il faut redresser le manche du crochet. Quant à l'introduction du second crochet, on fait glisser le demi-disque à plat sur la tige du crochet précédent, et, en opérant le même mouvement de redressement que pour le premier crochet, la petite tige cylindroïde glisse dans la gouttière, et la coaptation des crochets est parfaite.

Mais, avant de placer la virole, il faut s'assurer si l'anneau est bien saisi et seul saisi ; faire pour cela tousser le malade. et s'il n'éprouve aucune douleur, on place la virole, qui doit modérément presser les premiers jours.

Il ne reste plus qu'à enlever les branches, chose facile, puisqu'elles sont inégales en longueur. On commencera par la plus grande.

J'ai placé cet appareil dans plusieurs cas de hernies

ombilicales et de la ligne blanche. Voici ce que j'ai observé :

Chez un nommé C......, serrurier, âgé de 50 ans, homme très-obèse et porteur d'une hernie ombilicale ; je lui ai appliqué mon appareil ; mais, vu son obésité, j'ai jugé convenable l'usage d'une ceinture élastique, et quoique celle-ci fût faiblement serrée, la hernie a été parfaitement maintenue réduite. J'ai vu e sujet huit jours après l'application de l'appareil, et il se trouvait fort satisfait.

La femme C...,balayeuse, âgée de 38 ans, ayant eu six enfants, présentait au-dessous de l'ombilic, presque à la partie inférieure de l'abdomen, une ouverture dans laquelle on pouvait facilement introduire trois doigts. J'ai fait construire un appareil en gutta-percha, mais toujours basé sur le même principe, et, comme dans le premier cas, je me suis servi d'une ceinture pour maintenir la pelote et l'abdomen. Ce qu'il faut remarquer, c'est qu'une pression légère a suffi pour la contention de la hernie, et que la femme a pu reprendre son rude métier, qui lui était devenu presque impossible.

Chez les jeunes enfants on appliquera ordinairement l'appareil avec beaucoup plus de facilité que chez l'adulte. La hernie sera aussi, dans ce cas, bien mieux maintenue qu'avec tous les autres systèmes de contention, attendu que l'enfant lui-même ne pourra déranger son brayer avec ses mains. Si la cure radicale se fait souvent seule ici, ce ne sera pas la présence de cette pelote qui viendra mettre obstacle à la rétractilité de tissus, la partie qui correspond à l'anneau étant toujours beaucoup plus petite que l'orifice; mais bien au contraire la cure radicale sera toujours plus prompte avec mon appareil. J'ai pu observer chez deux enfants, et seulement après une semaine d'application du brayer, que l'anneau était déjà rétracté.

Chez l'adulte comme chez l'enfant, on pourra espérer la cure radicale; il surviendra des adhérences qui rendront impossible le retour de la hernie; mais, dans tous les cas, la présence seule d'une pelote à l'anneau ombilical ne sera plus pour le malade qu'un inconvénient fort léger.

Il m'a été objecté, et avec raison, que la peau à la région ombilicale était très-mince, et que, par suite, on ne pourrait exercer à cet endroit qu'une pression insuffisante. Je puis dire cependant que l'appareil est bien supporté et sans douleurs.

Il n'y a point ici tous ces frottements de la pelote qui se produisent quand on se sert d'un autre système et qui viennent irriter les téguments; de plus, avec cet appareil, on emploie absolument la pression seule, qui est suffisante pour la contention de la hernie.

Chez les sujets très-gras et qui ont la peau délicate, on peut recouvrir le disque interne d'une couche de caoutchouc qui adoucira la pression; mais jusqu'à présent je n'ai pas jugé cette modification nécessaire.

Je termine donc en disant que, dans tous les cas de réductibilité de la hernie ombilicale de l'enfance et de l'adulte, on devra essayer de faire l'application de l'appareil, qui, bien entendu, devra être proportionné à la grandeur de l'anneau. Je conseille en outre de faire pendant les premiers jours usage d'une ceinture élastique. S'il survenait une légère inflammation, il serait prudent de retirer l'appareil, chose très-facile à faire en retirant la virole, puis en faisant basculer le crochet mâle ; mais il faudrait réappliquer le brayer, dès que la sensibilité du sujet le permettrait.